DU

MASSAGE DE L'ŒIL

DANS QUELQUES

AFFECTIONS DE LA CORNÉE ET DES PAUPIÈRES

PAR

Numa JULIAN

DOCTEUR EN MÉDECINE DE LA FACULTÉ DE PARIS

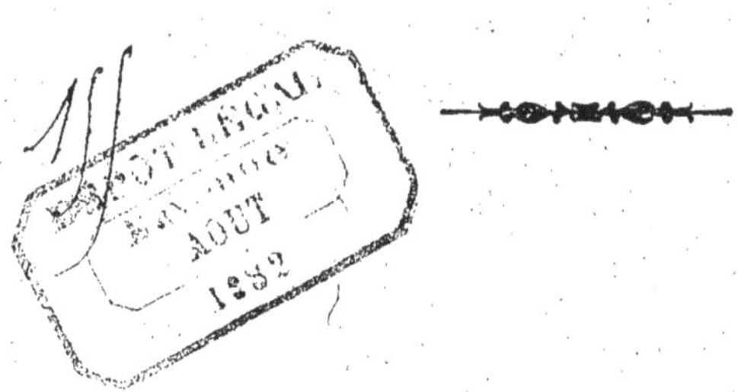

PARIS

ALPHONSE DERENNE

52, Boulevard Saint-Michel, 52

1882

DU

MASSAGE DE L'ŒIL

DANS QUELQUES

AFFECTIONS DE LA CORNÉE ET DES PAUPIÈRES

PAR

Numa JULIAN

DOCTEUR EN MÉDECINE DE LA FACULTÉ DE PARIS

PARIS

ALPHONSE DERENNE

52, Boulevard Saint-Michel, 52

1882

A LA MÉMOIRE DE MA MÈRE

A MA GRAND'MÈRE

A MON PÈRE

A MA TANTE

A MON FRÈRE

A MES AUTRES PARENTS

A TOUS MES AMIS

A MON PRÉSIDENT DE THÈSE

M. PANAS

Professeur de la clinique ophthalmologique de la Faculté
Membre de l'Académie de médecine

A M. LE Dr CARRÉ

Professeur libre de clinique ophthalmologique.

DU MASSAGE DE L'ŒIL

DANS QUELQUES

AFFECTIONS DE LA CORNÉE ET DES PAUPIÈRES

CONSIDÉRATIONS GÉNÉRALES

L'œil est un instrument d'optique, et en cette qualité, il diffère absolument des autres organes ; mais c'est un instrument d'optique vivant, et à ce titre, sa physiologie et sa pathologie, en dehors des phénomènes de sensibilité spéciale, de réfraction et d'accommodation, se rattachent à la physiologie et à la pathologie générales. Les grands principes qui dominent la thérapeutique lui sont applicables, et chaque révolution qui s'opère dans l'art, bouleverse le traitement des affections oculaires, tout aussi bien que celui des autres organes. Au temps de Broussais une ophthalmie, comme on désignait à cette époque l'inflammation d'une membrane quelconque du globe, réclamait plusieurs saignées et des applications de sangsues ; aujourd'hui on voit des microbes dans diverses altérations et on fait l'antisepsie de l'œil.

Au dehors de cette application des grands principes de

la thérapeutique, on a cherché depuis quelques années à faire bénéficier l'œil malade de divers procédés de la chirurgie ordinaire. C'est ainsi que l'on fait le débridement de certains ulcères de la cornée (section de Sœmich) de même qu'on débride un phlegmon; c'est ainsi qu'on pratique aujourd'hui la cautérisation ignée de cette membrane comme on cautérise une plaie de mauvaise nature.

Le tatouage qui n'est d'ordinaire qu'une œuvre de fantaisie et qu'on avait voulu appliquer aux *nævi materni* a été transporté sur la cornée pour masquer une tache disgracieuse et supprimer en même temps les cercles de diffusion de la périphérie.

On a aussi essayé, sans succès d'ailleurs, hâtons-nous de le dire, le drainage et la trépanation, le premier, dans le but d'obtenir une filtration permanente de liquides en excès dans les milieux de l'œil; la seconde, dans la pensée d'obtenir une cicatrice moins leucomateuse que le leucome trépané!

Nous ne nous étendrons pas davantage sur ces divers procédés, et nous nous arrêterons à l'application toute récente de l'un d'eux, nous voulons parler du *massage de l'œil.*

DU MASSAGE

Historique. — La méthode du massage de l'œil date de 1872; elle est l'œuvre de Pagenstecher de Wiesbaden.

Avant lui, il est vrai, certains praticiens (1), avaient eu l'idée de traiter par le massage les paupières œdématiées et les catarrhes de la conjonctive, mais ces essais thérapeutiques ne peuvent être considérés que comme des applications particulières du massage en général dans le traitement des affections de la peau et des muqueuses.

L'originalité de la découverte de Pagenstecher consiste dans l'emploi des manipulations dans les maladies du globe de l'œil.

Un an après les premières publications de l'auteur allemand, en 1873, Jacob Heiberg dans une communication faite à la *Société de médecine de Christiania* vantait les effets produits par le massage dans les affections oculaires.

La nouvelle méthode thérapeutique fut rapidement connue en Allemagne où les travaux se succédèrent sans interruption; nous citerons parmi les plus remarquables ceux des docteurs Just de Zittau et Pédraglia de Hambourg, parus dans le *Centralblatt für Praktische Augenheilkunde*. Enfin en 1878 Pagenstecher revint sur ce mode de traitement et en fit connaître de nouvelles applications. En

1. Dally. Art. manipulations. Dict. Déch. 1870. Phélippeaux, *Étude pratique sur les manipulations*, 1867.

France, le massage a été expérimenté dans le service de M. le professeur Panas ; M. Damalix, interne du service, a publié, dans les Archives d'ophthalmologie, les résultats obtenus. Nous avons inséré plus loin les observations contenues dans ce dernier travail.

MANUEL OPÉRATOIRE

Voici la description du manuel opératoire telle qu'elle a été faite par Pagenstecher lui-même : « On saisit avec le pouce ou l'index la paupière supérieure ou l'inférieure, dans le voisinage du rebord palpébral, on fait des frictions sur le globe et cela le plus rapidement possible. Il y a deux sortes de frictions, la friction dans le sens des diamètres et la friction circulaire. La première est de beaucoup la plus importante et applicable à la plupart des cas.

« Elle consiste à faire la friction du centre de la cornée vers la portion équatoriale du bulbe de l'œil. De cette façon, on ne masse ordinairement qu'un secteur, et en changeant la direction on peut masser toute la circonférence de l'œil. Les frictions doivent être faites rapidement mais sans pression trop forte sur l'œil. Le doigt suit avec la paupière supérieure les contours du bulbe.

« Quant à la méthode circulaire elle consiste à faire les frictions sur les limites de la sclérotique et de la cornée. »

L'ophthalmologiste allemand, dans ses premiers essais, fit le massage à sec ; plus tard il mit un peu de pommade au précipité jaune sur la bulbe avant d'opérer.

Cette manière de faire, excellente pour hâter la guérison du malade, expose l'observateur à attribuer au massage la part d'action qui doit revenir à la pommade.

Aussi, pour éviter ce reproche, dans toutes les observations qui nous sont personnelles, sauf une, les frictions ont été faites sans interposition de substance médicamenteuse. Dans l'observation de blépharite ciliaire nous avons employé la vaséline pour faciliter le glissement du doigt sur le rebord palpébral.

Effets physiologiques et thérapeutiques.

Nous ne saurions terminer les considérations générales sur le massage sans dire quels effets physiologiques et thérapeuthiques on peut lui attribuer.

Les frictions faites sur l'œil pendant une minute, ne sont pas douloureuses ; plus longtemps prolongées elles deviendraient pénibles.

Elles exercent une influence sur la circulation sanguine et lymphatique en vidant les vaisseaux de leur contenu, elles agiraient aussi sur le système nerveux des vasomoteurs qui, étant excités, auraient des contractions plus énergiques.

Pagensecher a obtenu une diminution de la tension intraoculaire après chaque séance de massage, ce qui prouve selon lui, que par ces manœuvres on élimine une certaine quantité des liquides de l'œil.

Quant à l'action thérapeutique du massage nous la croyons analogue à celle des lotions ou vaporisations chaudes que l'on fait sur les yeux soit pour exciter la vitalité des tissus, soit pour favoriser la résorption des exsudats.

« Dans les maladies, nous observons des altérations de composition, de densité, de texture des éléments anatomiques, lesquelles dépendent nécessairement des troubles dans les mouvements d'endosmose et d'exosmose, d'assimilation ou de désassimilation, en un mot dans les actes de la vie cellulaire de l'organisation.

« Or, les manipulations ont une action directe, plus ou moins profonde, plus ou moins définitive sur chacun de ces mouvements; elles peuvent favoriser la vascularisation, hâter la destruction des éléments frappés de mort, rétablir la nutrition dans les points où elle est interrompue par une compression quelconque; dissiper ce que les micrographes appellent la tuméfaction, le trouble des cellules et chasser les granulations graisseuses qui se déposent dans leur protoplasma (1). »

En Allemagne on a employé avec succès le massage dans les affections chroniques de la cornée, de la conjonctive, de la sclérotique et du corps ciliaire. Comme l'indique le titre de notre thèse, notre travail se bornera à l'étude de ce traitement dans quelques kératites et la blépharite ciliaire.

Nous commençons par le kératite interstitielle diffuse.

1. Dally. *eodem*, *loc.*

DE LA KÉRATITE INSTERSTITIELLE DIFFUSE.

Il y a deux variétés de kératite intestitielle diffuse : l'une s'accompagne de phénomènes aigus, l'autre est chronique et ne s'accuse le plus souvent que par une diminution de l'acuité visuelle. Dans la kératite interstitielle aiguë la lésion cornéenne se présente au début sous la forme d'une opacité en lunule, généralement située à la partie supérieure de cette membrane et recouverte d'une grande quantité de petits vaisseaux.

La tache vasculaire envahit rapidement toute la surface de la cornée ; l'inflammation peut même s'étendre à la sclérotique et au corps ciliaire. Le cercle périkératique est très marqué.

Les symptômes subjectifs répondent aux lésions anatomiques. A des douleurs ciliaires intenses viennent s'ajouter une vive photophobie et un larmoiement très abondant Dans la variété chronique de la kératite, on n'observe jamais un appareil symptomatique aussi accusé. Souvent le seul symptôme que frappe le malade est un affaiblissement de la vue.

A l'examen on trouve au centre de la cornée une nébulosité grisâtre à bords diffus et dont le fond est parsemé de points brunâtres très nombreux. L'opacité s'étend petit à petit, si bien que la cornée finit par présenter l'aspect d'un ver dépoli, ou comme le dit Mackenzie, d'un miroir sur lequel on aurait soufflé.

Anatomiquement, la kératite interstitielle diffuse est caractérisée par une infiltration de corpuscules lymphatiques dans l'interstice des faisceaux fibrillaires de la cornée ; les éléments cellulaires ainsi que les fibrilles restent indemnes.

Mais les deux points qui méritent le plus de fixer l'attention du médecin dans l'étude de cette affection ce sont la marche et la nature. La marche est d'une lenteur souvent désespérante, elle peut comprendre dans sa durée des mois et des années ; ce qui explique le grand nombre de médications auxquelles on a eu recours.

Quant à la nature de la kératite, notre intention est d'en parler longuement ; car l'opinion que nous nous en ferons sera notre guide dans le choix d'un traitement général.

On a remarqué depuis longtemps que les sujets atteints de cette maladie présentent une débilitation tout-à-fait remarquable.

Doit-on attribuer cette faiblesse constitutionnelle et la kératite qui en dérive, à la scrofule, au rachitisme, à la syphilis ? Telle est la question que se posent tous les chirurgiens et que nous allons essayer de résoudre.

Mackenzie avait fait de la kératite parenchymateuse une affection scrofuleuse.

En 1857 Hutchinson crut devoir la rattacher à la syphilis héréditaire et l'appela hérédosyphilitique. L'observateur anglais appuyait son opinion sur certaines considérations tirées de l'aspect physique des malades, de leur dentition et de la mortalité qui régnerait parmi les enfants de la même famille.

Voici quels seraient, d'après Hutchinson et les nombreux partisans de la théorie hérédosyphilitique, les principaux caractères de la physionomie de ces sujets : le front est bombé, étroit, le nez déprimé à la racine ; la peau du visage est pâle, ridée, épaissie ; les commissures labiales portent la marque de cicatrices anciennes.

Les dents sont petites, atrophiées, rayées en travers, mais leur altération la plus caractéristique est une encoche en forme de V ou de W ouvert vers le bord libre qui s'observerait sur les incisives.

Cette opinion, qui admet une relation directe immédiate entre les altérations dentaires et la syphilis héréditaire vient de trouver dans les dernières publications de M. le professeur Parrot non seulement un appui mais une base plus large. M. le professeur Parrot, en effet, admet cinq variétés d'altérations dentaires, dues à la syphilis.

1° Une atrophie cuspidienne qui se remarque principalement sur les premières molaires de la deuxième dentition, lesquelles ne présentent jamais d'autres altérations ; elle porte sur la partie triturante de la couronne : la portion malade est comme en retrait sur le reste de la dent.

2° Une atrophie cupuliforme qui est à peu près propre aux incisives et se présente surtout avec tous ses caractères ur les incisives médianes : la face antérieure de la dent et a face postérieure sont comme creusées de petites cupules.

3° Une atrophie sulciforme ou en sillon. Exceptionnelle sur les molaires, elle se rencontre surtout sur les incisives : il s'agit de sillons, deux ou trois, horizontaux, et parallèles au bord du maxillaire.

4° Une atrophie en hache, mais qui n'existe que sur les dents de la première dentition, et est spéciale aux incisives médianes supérieures : la dent est creusée et comme étranglée au niveau du collet.

5° Enfin l'atrophie Hutchinsonienne en forme de V ou de W sur les incisives, véritable eschare du bord libre.

Quant à la mortalité qui frapperait les enfants de la même famille, c'est un fait incontestable mais qui n'est pas général.

Un de nos maitres, M. le Dr Carré, en a publié en 1877, un cas très remarquable dans la *France médicale*. Il s'agissait d'une jeune fille, âgée de 13 ans, seule survivante de douze enfants ; les onze autres étaient mort-nés, ou n'avaient vécu que très peu de temps.

On trouvera dans notre observation V un nouvel exemple de cette mortalité.

Mais si Hutchinson a fait partager ses idées à un grand nombre d'ophthalmologistes il n'a pas rencontré de moins nombreux adversaires.

Les arguments que ceux-ci lui opposent ne sont pas sans valeur : l'âge auquel on observe la kératite interstitielle n'est généralement pas celui où la syphilis héréditaire devrait faire sa première manifestation ; les lésions de la cornée, cette membrane si rarement attaquée par la syphilis, ne s'accompagnent jamais des accidents spécifiques que nous sommes habitués à observer tous les jours : plaques muqueuses, syphilides cutanées.

M. le professeur Panas admet pour l'étiologie de la kératite interstitielle diffuse une opinion différente de celle d'Hutchinson, opinion qu'il a émise lors de la discussion qui eut lieu à la *Société de chirurgie* en 1871 et qu'il a développée dans diverses publications.

Tout récemment, ce savant professeur, décrivant, dans les *Archives d'ophthalmologie*, l'état de débilitation qui est pour ainsi dire l'apanage des sujets atteints de kératite interstitielle s'exprime ainsi :

« Des maxillaires supérieurs peu développés, un palais étroit et ogival ; des dents petites, espacées, rayées en travers et usées ou crénelées à la couronne sont autant de caractères de rachitisme, à quoi s'ajoute souvent des tibias arqués et le gonflement des épiphyses.

L'aspect terne de la peau du visage ; des lèvres épaisses, ridées et parfois recouvertes de croûtes eczémateuses ; le gonflement des amygdales avec pharyngite glanduleuse et surdité concomitante, sont des signes moins constants, mais qui témoignent en tout cas que le lymphatisme n'est pas non plus étranger à la production de cette singulière affection des yeux.

De ces deux causes générales, le *rachitisme* d'une part et le *lymphatisme* de l'autre, tantôt c'est l'une et d'autres fois l'autre qui prédomine ; de là des variétés de types suivant les cas, mais qui tous se rapprochent plus du rachitisme que du lymphatisme.

Sur dix malades on en voit sept qui ont les dents caractéristiques et les tibias plus ou moins gros ou arqués, et trois seulement qui ont les dents saines et les tibias normaux.

Tous ont cela de commun que leur constitution est pauvre (*vita minima*) et qu'ils sont mal nourris ; aussi avions-nous proposé dans le temps de désigner cette affection sous le nom de *kératite cachectique*.

Une pareille origine de la maladie explique pourquoi la

classe pauvre en est la seule tributaire ou à peu près, et que les enfants issus de parents cachectisés sont plus sujets à la kératite en question que ceux nés de parents sains. Elle explique aussi la mortalité qui règne dans ces familles et l'influence fâcheuse de la syphilis héréditaire, en tant que cause d'épuisement de la constitution du produit.

Pour nous, on le voit, la syphilis héréditaire n'est qu'une des causes nombreuses d'épuisement de la constitution, qui conduisent au rachitisme et plus tard à la kératite interstitielle diffuse. »

Nous adoptons pleinement l'opinion de M. le professeur Panas et nous nous refusons à croire que la syphilis héréditaire agisse directement sur la cornée pour produire la kératite.

Deux de nos malades (Observ. IV et Obs. V) ont présenté, à peu de chose près, une lésion de la cornée identique, les mêmes altérations dentaires, et pourtant le premier est manifestement rachitique et ne présente rien d'anormal dans son hérédité, tandis que la seconde a des antécédents syphilitiques avoués. Que conclure de là, sinon que le rachitisme et la syphilis ont agi de la même façon, ont préparé, en débilitant la constitution, un terrain favorable au développement de la kératite.

De toutes ces considérations nous concluons que le traitement général à adopter n'est pas le traitement antisyphilitique. D'ailleurs Hutchinson lui-même a abandonné depuis longtemps le traitement par le mercure à cause des mauvais résultats qu'on en obtient.

L'iodure de potassium est préférable à tous les points de vue ; on le donne à la dose de 2 à 4 grammes et plus, par jour. En même temps on prescrira des toniques, les ferrigineux, le vin de quinquina, l'huile de foie de morue. Il va sans dire, les moyens hygiéniques, le séjour à la campagne, une bonne nourriture contriburont puissamment à la guérison.

Le traitement local que nous préconisons est le massage. Ce moyen réussit très bien dans la variété chronique de la kératite interstitielle. Il n'en est pas toujours de même pour celle qui revêt une forme franchement aiguë.

Une photophobie intense, des douleurs ciliaires vives montrent que l'iris et parfois le corps ciliaire participent à l'inflammation.

Les instillations d'atropine sont impuissantes à calmer le malade.

On s'est demandé, si en faisant la péritonie, en diminuant la vascularisation de la cornée on n'obtiendrait pas un soulagement rapide.

M. le professeur Panas a réussi dans un cas où les phénomènes de la kératite présentaient une marche suraiguë.

Mais parce que la cornée serait fortement vascularisée, dès le début il ne faudrait pas croire que la péritonie donne toujours de meilleurs résultats que le massage. Une observation publiée par le savant professeur que nous venons de citer et reproduite plus loin (obs. III) donne la preuve de ce que nous avançons. En effet le pannus est nécessaire à la résorption des exsudats de la cornée ; c'est un véritable pannus de réparation qu'il faut savoir respecter. Malgré tous ces traitements, la kératite interstitielle laisse parfois sur les deux yeux des taches indélébiles.

Le moyen de remédier à l'inconvénient qu'elles présentent, c'est de pratiquer l'iridectomie optique.

Observation I (Damalix).

F... Henri, âgé de 8 ans, est atteint de kératite parenchymateuse dite d'Hutchinson et offre tous les caractères du tempérament rachitique.

Le 22 février. — On constate un albugo central interstitiel des deux cornés. La pupille est dilatée et il existe de la photophobie. Le massage est pratiqué : deux jours après la photophobie avait disparu.

Le 12 mars. — L'examen de l'œil nous permettait de voir que l'albugo central de la cornée avait beaucoup diminué et ne formait plus qu'un léger nuage. La pupille était très visible, et le malade pouvait lire à la distance de 50 centimètres le n° 6 de Snellen.

Mais nous devons ajouter, que pendant tout le temps le malade était soumis à un traitement général par le fer et l'iodure de potassium et l'huile de foie de morue.

Cette pratique, du reste, a été adoptée conjointement avec le massage pour tous les malades dont nous rapportons les observations.

Observation II (Damalix).

R..., âgé de 23 ans, manifestement lymphatique et rhumatisant, entre le 6 janvier à l'hôpital avec douleurs, photophobie, larmoiement, hypotonie. Le 11 janvier on fait la cauthoplastie.

Le 20 février. — On constate une kératite vasculaire interstitielle des mieux caractérisées.

L'acuité visuelle égale pour l'O. D. $\frac{0.20}{69}$

pour l'O. G. $\frac{0.30}{60}$

Le massage est pratiqué.

Le 10 mars $V = \frac{0.50}{60}$ pour l'O. D.

$V = \frac{0.50}{60}$ pour l'O. G.

Le 27 avril. — La cornée est légèrement trouble, mais ce rideau épais qui troublait la cornée au début a disparu.

Il est facilement appréciable mais déformé.

$V = \frac{1m}{24}$ pour l'O. D. $\frac{1}{36}$ pour l'O. G.

Le malade sort et part pour la campagne. Le massage est suspendu par nous, mais le malade continue à se mettre chaque jour dans l'œil de la pommade au précipité jaune et le 16 mai nous pouvons constater ce qui suit.

Œil droit. — Opacité centrale de la cornée à peine apparente. La pupille est large, mais irrégulière, il n'y a plus de vascularisation.

$$V = \frac{2m}{24}$$

Œil gauche. — Petite tache sur la cornée, pupille large mais déformée, pas de vascularisation.

$$V = \frac{2}{12}$$

Observation III (Panas)

Ornier François, âgé de 19 ans, journalier, est admis à la clinique le 9 décembre 1880. Les deux cornées, mais surtout la droite, sont le siège d'une kératite diffuse avec vascularité intense, sous forme de croissant qui empiète de deux millimètres sur la partie supérieure de ces membranes.

Après quelques applications de compresses chaudes et l'administration d'iodure de potassium et d'huile de foie de morue à l'intérieur, on se décide à pratiquer le 20 décembre une péritonie sur l'œil droit seul qui, comme nous l'avons déjà dit, était le plus malade.

Pendant tout le mois de janvier, l'œil opéré continue à être rouge, larmoyant, douloureux et photophobe. La cornée s'épaissit dans toute son étendue, surtout par place, où elle revêt l'aspect de l'albugo. Malgré l'application de compresses chaudes, et l'administration de l'iodure de potassium à l'intérieur, nulle vascularité dans la cornée même, bien que la conjonctive bulbaire se montre fort injectée.

Sur l'œil gauche non opéré les choses se passent comme d'habitude, en ce sens que la cornée se vascularise de haut en bas, en même temps qu'elle devient le siège d'une nébulosité interstitielle uniforme et moins saturée que celle de la cornée droite.

Les choses restent en l'état jusqu'au 22 février, époque à laquelle on suspend le traitement suivi jusque-là, pour pratiquer le massage avec application sur le globe de pommade au bioxyde d'hydrargyre.

Vers la fin de mars la cornée de l'œil droit s'éclaircit suffisamment dans sa moitié inférieure, assez pour permettre au malade de compter les doigts de la main à 30 centimètres de distance. L'œil gauche est en pleine amélioration, et l'on constate que la pupille, bien que régulière, ne se laisse pas dilater par l'atropine. En avril, sauf une nébulosité centrale, la cornée de l'œil gauche se montre claire et le malade commence à lire les gros caractères.

Par contre, celle de l'œil droit reste sclérosée et la vision ne fait aucun progrès. Dans le courant du mois de mai les globes se décongestionnent, la photophobie et le larmoiement cessent, mais la cornée droite reste toujours opaque et albugineuse.

En juin, le même état subsiste, aussi le malade est autorisé à quitter l'hôpital le 5 juillet avec la recommandation de continuer le massage et la pommade au précipité.

Revu en novembre de la même année, on trouve la cornée de l'œil droit redevenue transparente à la périphérie mais toujours scléromateuse au centre.

Observation IV (personnelle).

D... Charles, âgé de 8 ans, vient le 20 avril 1882 à la clinique du docteur Carré, pour une kératite parenchymateuse.

Cet enfant a été soigné pour des accidents de rachitisme à l'âge de six mois. A la suite d'une diarrhée rebelle l'on vit sa tête se déformer ainsi que ses membres. Il n'a marché qu'à dix-huit mois.

Il y a trois ans il a reçu des soins de M. le docteur Carré pour une rétino-choroïdite, aujourd'hui arrêtée, mais dont il garde les traces.

État actuel. — Le malade est lymphatique ; a la tête assez grosse, asymétrique, la bosse frontale du côté droit est plus développée que sa congénère.

Les dents sont petites, rayées en travers, les incisives présentent le V d'Hutchinson, la voûte palatine est ogivale. Sur les jambes on observe une légère incurvation des tibias.

La cornée droite est voilée par une opacité centrale finement granulée, qui m'empêche de voir la pupille. Le cercle péri-kératique est assez développé. L'œil malade est larmoyant, douloureux, photophobe. On prescrit un collyre au sulfate d'atropine, des lotions chaudes et l'iodure de potassium à l'intérieur.

Le 10 juin. — Les douleurs sont calmées, la photophobie existe à peine. La pupille largement dilatée nous permet de faire l'examen ophthalmoscopique. La choroïde est parsemée de larges taches pigmentaires et de plaques atrophiques irrégulières. Les bords de la papille sont diffus, mal limités ; sa coloration nous paraît un peu grise, peut-être à cause de la tache cornéenne que les rayons lumineux sont obligés de traverser.

L'examen ophthalmoscopique de l'œil gauche est identique. On prescrit le massage sans pommade. Voici quelle était l'acuité visuelle en ce moment-là.

OD compte les doigts à 1m50.

OG $V = \frac{2}{7}$ (Echelle de Snellen).

Le 19 juin. — Même acuité visuelle.

Le 23 juin. — OD compte les doigts à 2m50.

OG $\frac{2}{7}$

Le 27 juin. — OD compte les doigts à 3m50.

OG $\frac{2}{7}$

Le 1er juillet. — $V = \frac{20}{200}$.

Le 15 juillet. — Même état.

Observation V (Personnelle).

L..., Josephine, âgée de 14 ans, née à Thiais (Seine) vient à la clinique du docteur Carré le 13 juin. Elle souffre depuis un mois d'une kératite interstitielle pour laquelle elle a reçu des soins du docteur N..., de Choisy-le-Roi. Le traitement suivi a été le suivant : iodure de potassium à l'intérieur, lotions chaudes sur l'œil, insufflations de calomel.

Voici les renseignements que nous avons pu recueillir touchant l'hérédité. La mère de la malade a eu sept enfants dont *six* sont morts huit à quinze jours après leur naissance ; elle-même a succombé, en état de grossesse, dans un service de la Pitié. Une tante de la jeune fille malade nous a affirmé que la mère avait eu la syphilis, il y a vingt ans et avait subi pour cela un traitement.

Parmi les maladies antérieures de notre malade nous trouvons des convulsions en bas âge, la rougeole et environ il y a six mois un eczéma impétigineux qui a couvert toute la tête.

État actuel. — Josephine L.... est petite, maigre, a le teint bistré, e front est bombé, le nez déprimé à la racine.

Les commissures labiales présentent des traces de cicatrice, les incisives supérieures offrent le V d'Hutchinson, mais très peu accusé, la voûte palatine est très creusée. A l'examen de l'œil droit, nous trouvons une opacité grisâtre assez régulière, ponctuée, non vascularisée. L'épithélium cornéen ne présente pas trace d'altération. Il y a très peu de photophobie et de larmoiement. On prescrit l'iodure de potassium à l'intérieur, un collyre au sulfate d'atropine et des lotions chaudes.

21 juin. — Les lésions de la cornée restant dans le même état, on prescrit le massage.

OD compte les doigts à 2 mètres.

OG $V = \frac{2}{3}$.

Le 26 juin. — OD $V = \frac{2}{5}$.

Le 30 juin. — Même état.

Le 7 juillet. — Même état.

Le 15 juillet. — OD $V = \frac{2}{3}$.

L'acuité visuelle de l'œil malade est égale à celle de l'œil sain. Sur la cornée l'opacité est devenue très petite ; elle occupe à peine un millimètre de surface.

KÉRATITE PHLYCTÉNULAIRE.

La kératite phlycténulaire est une maladie de l'enfance, elle peut quelquefois s'observer chez l'adulte.

Manifestation scrofuleuse, elle accompagne très souvent l'impétigo du cuir chevelu, des lèvres, du nez. En dehors de cette cause générale, la strume ; on en distingue d'autres qui agissent comme causes occasionnelles dans le développement des phlyctènes ; nous citerons la blépharite ciliaire, le catarrhe du sac lacrymal. la conjonctivite catarrhale.

La kératite phlycténulaire est une maladie à répétition ; elle obéit à cette grande loi de pathologie générale qui veut que tout sujet en puissance de diathèse soit sous le coup d'une manifestation de l'état diathésique, à l'occasion de n'importe quelle maladie intercurrente : rougeole, variole, érysipèle etc.

Les phlyctènes apparaissent au début sous la forme de points blanchâtres, diversement disposés à la surface de la cornée. Dans quelques cas, elles entourent cette membrane d'un cercle interrompu et constituent alors ce que l'on a appelé la kératite printanière.

L'évolution de la phlyctène varie suivant les malades ; le plus souvent c'est une ulcération qui lui succède, ulcération à bords taillés à pic, aux parois ayant des reflets brillants. Cette petite dépression se comble petit à petit, le fond en devient blanchâtre ; un bouquet de vaisseaux partis de l'épisclère et cheminant au dessous des cellules épithéliales, vient s'y rendre. C'est le pannus de réparation qui précède la guérison.

Mais il n'en est pas toujours ainsi ; chez quelques malades l'ulcération reste stationnaire, les vaisseaux ne s'y développent point et la maladie qui quelquefois cause de la gêne plutôt que de la souffrance peut se prolonger, durer des deux et trois mois. Nous parlerons de ces derniers cas à propos du traitement par le massage.

Telles sont les modalités le plus simples que présente la marche des phlyctènes. Il peut y avoir des complications, complications que l'on observe chez des enfants affaiblis par les maladies, une mauvaise alimentation.

Dans un premier degré, l'on voit se développer autour de la petite phlyctène une infiltration qui donne naissance à une pustule (kératite pustuleuse).

Si l'infiltration est assez considérable, c'est un abcès qui se forme entre les lames de la cornée, abcès qui peut s'agrandir sur place ou bien fuser dans une direction quelconque, si une ulcération ne lui donne pas un rapide écoulement. La malade que fait le sujet de l'observation VI nous a offert ce dernier accident.

Généralement à la pustule, au petit abcès, succède une ulcération plus ou moins profonde, à marche variable.

Du cercle périkératique assez intense partent de nombreux vaisseaux très fins, très déliés, situés profondément, sous la membrane de Bowman et qui viennent aboutir à la perte de substance. Celle-ci prend un aspect grenu, trouble ; la réparation se fait petit à petit.

Le dernier résultat de l'inflammation est un néphélion ou

un leucome suivant que la perte de substance a été plus ou moins considérable.

Malheureusement les choses ne se passent pas toujours de la sorte; l'ulcération au lieu de marcher vers la guérison s'accroît; le fond en devient jaunâtre, pultacé; toutes les couches de la cornée sont érodées successivement; il se fait une perforation et l'iris vient s'accoler à la petite ouverture. Cette synéchie antérieure peut être le prélude de graves complications.

Les symptômes fonctionnels ne sont pas en rapport avec les lésions cornéennes. Une phlyctène toute superficielle, toute petite peut donner lieu à une vive photophobie, à un larmoiement très abondant, à du blépharospasme.

Les malades recherchent l'obscurité, se refusent à tout examen et si l'on vient à soulever la paupière supérieure l'œil se porte convulsivement en haut, pour éviter les rayons lumineux.

Par contre, il peut exister un abcès de la cornée avec une photophobie modérée. Nous verrons plus loin l'explication que l'on peut donner de ces faits.

Si le blépharospasme est continu, il oppose une barrière à l'écoulement des larmes qui ne peuvent sortir que par les commissures palpébrales; de là une fissure qui siège souvent à l'angle externe de l'œil; effet du blépharospasme, la fissure contribue à l'accroître.

La sécrétion lacrymale considérablement augmentée irrite la conjonctive et donne de l'érythème de la paupière inférieure et de la joue.

L'*anatomie pathologique* de cette affection est assez bien connue, surtout depuis les travaux d'Ywanof (1869).

La phlyctène est constituée au début par un épanchement de corpuscules lymphatiques entre la membrane de Bowmann et l'épithélium cornéen ; cette membrane, ainsi que les cellules de la cornée, restent intactes.

Les corpuscules lymphatiques disséminés le long des filets nerveux (Ywanof), si nombreux dans cette région, les irritent ; c'est là l'origine des phénomènes réactionnels, si intenses, déterminés par les phlyctènes superficielles.

Plus tard, lorsque la phlyctène est ulcérée ou qu'elle est devenue le point de départ d'un abcès, les filets nerveux détruits ne sont plus la cause d'une répercussion aussi vive.

En 1875, Reymond a donné la description anatomo-pathologique d'une kératite et d'une conjonctivite qu'il désigne sous le nom d'herpétiques, mais dans lesquelles M. le professeur Panas ne voit qu'une modalité de la kératite et de la conjonctivite lymphatiques.

(Reymond. *Contribution à l'étude, de la kératite et de la conjonctivite herpétiques, et Journal de l'Académie Royale de Turin* (1875, p. 299).

Il s'agit de véritables végétations qui se formeraient à la place d'anciennes phlyctènes ulcérées. Entre la membrane de Bowman qui reste toujours indemne et l'épithélium se développent de petits nodules néoplasiques qui soulèvent ce dernier. Le tissu nouveau est formé par du tissu conjonctif et deux variétés d'éléments cellulaires ; les uns fusiformes, les autres ronds, petits, semblables à des cellules embryonnaires. Chaque petite tumeur grossit peu à peu, soulève l'épithélium et à ce moment a la forme d'une poire dont la petite extrémité serait tournée vers la membrane de Bowman. La destruction de l'épithélium explique pourquoi les amas leucocytiques primitifs se transforment en bourgeons charnus, dans lesquels toutefois des vaisseaux de nouvelle formation n'existent pas.

Nous dirons peu de chose du *diagnostic* de la kératite phlycténulaire. On ne pourrait la confondre qu'avec la kératite vésiculaire ou bulbeuse. Les douleurs ciliaires intenses, les vésicules d'herpès sur le trajet des branches du trijumeau qu'on rencontre dans cette dernière maladie feront éviter pareille erreur.

Le traitement est basé sur les diverses considérations que nous venons d'exposer : le traitement générateur antiscrofuleux.

Quant au traitement local, le massage n'est indiqué que dans deux circonstances. En décrivant plus haut les diverses phases de la marche de l'ulcération dans la kératite phlycténulaire, nous avons dit qu'il pouvait y avoir des symptômes fonctionnels très accusés mais que parfois, rarement il est vrai, ils étaient très atténués. Toute la symptomatologie se borne alors à l'existence d'une ulcération brillante qui cause de la gêne plutôt que de la photophobie, et dans laquelle toutes les médications sont impuissantes à amener un peu de vitalité.

On pourrait dans ce cas employer le massage pour activer la réparation.

Enfin le massage est indiqué lorsque l'ulcération est comblée. Le tissu qui complète la perte de substance est susceptible peut-être de se résorber en partie ; les régions voisines de l'ulcération ont souffert et n'ont pas repris leur état normal. Le massage a pour but d'aider à la résorption du tissu de nouvelle formation et d'exciter la nutrition des cellules voisines de la cornée.

En pareille circonstance quelques praticiens font des insufflations de calomel. Nous avons entendu dire à M. le professeur Panas, dans une de ses leçons, que ce mode de traitement n'était pas sans danger, surtout lorsque les phénomènes inflammatoires n'étaient pas tout à fait apaisés.

En dehors des deux cas dont nous venons de parler, lorsque la photophobie et le blépharospasme sont très accusés, personne, croyons-nous, n'oserait faire des frictions sur l'œil. Cet organe est douloureux et pour certains auteurs la pression mécanique exercée par la contraction seule des paupières nuirait à la marche de la maladie, si bien que l'on donne le conseil de débrider à la commissure externe le muscle orbiculaire.

Lorsque la phlyctène a été le point de départ d'un abcès, d'une ulcération en voie de progression constante, il faut intervenir d'une façon plus active.

Deux moyens thérapeutiques sont à la disposition du chirurgien : la cautérisation ignée et l'opération de Sœmisch. Les deux méthodes ont chacune leurs partisans.

Nous croyons avec M. le Dr Carré (*Gazette d'ophthalmologie*, juillet 1832), qu'elles répondent à deux indications différentes.

Les ulcérations de un à deux millimètres doivent être traitées par des pointes de feu.

L'opération de Sœmisch convient aux ulcérations plus larges. Malheureusement dans quelques cas, comme nous en avons actuellement un exemple sous les yeux, soit par suite de la négligence du malade, soit malgré le traitement, la cornée se perfore et l'iris vient faire une synéchie antérieure.

S'il y a menace de staphylome c'est à l'iridectomie qu'il faut avoir recours.

Observation VI (personnelle)

Jeanne Mercy, âgée de 8 ans, vient à la clinique du docteur Carré le 16 juin. Tempérament scrofuleux sans manifestations bien accusées.

L'œil droit présente une infiltration purulente de la cornée, en forme de lamelle et dont le point de départ a été une phlyctène non ulcérée, située à droite et un peu au-dessus du centre de la cornée. La fusée purulente se dirige en bas en dehors et occupe tout un des diamètres obliques du champ pupillaire. La conjonctive est très congestionnée, le larmoiement abondant, la photophobie assez vive.

On prescrit un collyre au sulfate d'atropine et des lotions faites avec une solution chaude d'acide borique.

Le 17 juin. — La fusée purulente continuant sa marche, on applique deux pointes de feu, l'une sur la phlyctène, l'autre sur l'extrémité inférieure de l'infiltration.

Le 30 juin, jour où l'on commence le massage, l'infiltration purulente de la cornée s'est résorbée, et la phlyctène cicatrisée. A la place de la lésion primitive, il reste un leucome de même forme et de même grandeur.

$V = \frac{2}{5}$ pour l'œil droit.

$V = \frac{2}{2}$ pour l'œil gauche.

Le 10 juillet. — Le leucome a un peu diminué de largeur.

$V = \frac{2}{4}$ pour l'œil droit.

Le 13 juillet. — Même état.

Le 17. — Il est survenu un accident qui, croyons-nous, est indépendant du massage. La cornée droite présente deux petites phlyctènes situées sur le limbe et s'accompagnant de beaucoup de photophobie et de larmoiement. On suspend le traitement.

Observation VI (bis).

Ollivier Berthe, vient à la clinique du docteur Carré le 9 juin 1882.

C'est la première fois qu'elle est malade.

L'œil droit est rouge, larmoyant. Au centre de la cornée se trouvent deux petites phlyctènes, situées à peu près à un millimètre l'une de l'autre ; le tissu cornéen est opacifié tout autour et dans l'intervalle qui les sépare.

On prescrit un collyre au sulfate d'atropine et des lotions chaudes.

19 juin. — Les phlyctènes se sont ulcérées et sont déjà en voie de réparation ; les symptômes réactionnels ont à peu près disparu.

4 juillet. — On fait le massage. Sur la cornée droite existe deux petites opacités, entourées d'une légère nébulosité.

$V = \frac{2}{7}$ pour l'œil droit.

$V = \frac{2}{2}$ pour l'œil gauche.

7 juillet. — Même état.

10 juillet. — La vision de l'œil malade s'est améliorée. OD. $V = \frac{2}{5}$

19 juillet. — Jour où s'arrête notre observation, l'acuité visuelle est $\frac{2}{3}$.

La zone nébuleuse qui entourait les phlyctènes a disparu.

KÉRATITE VASCULAIRE OU PANNUS

Le pannus n'est jamais primitif : tantôt il est le résultat d'un travail de nutrition destiné à réparer les pertes de substance de la cornée, tantôt il est déterminé par une irritation mécanique due aux paupières malades ou à des corps étrangers atmosphériques. Du pannus de réparation que nous avons mentionné à propos des kératites interstitielle et phlycténulaire, nous ne dirons rien autre chose, si ce n'est que, constitué par des vaisseaux plus ou moins profondément situés, suivant le siège de la lésion primitive, son existence est subordonnée à cette lésion et qu'il disparaît dès que le travail de cicatrisation est terminé.

Dans le pannus de *frottement* au contraire, la vascularisation cornéenne est le phénomène essentiel de la maladie, elles précède ou s'accompagne de lésions plus ou moins graves de cette membrane. Dans ce cas, si l'éclairage oblique permet à travers les opacités cornéennes de distinguer les parties plus profondes, l'iris, le cercle pupillaire, le pannus est dit *ténuis* ; il prend le nom de *pannus sarcomateux*, crassus, si le voile opaque constitué par la cornée est impénétrable et a l'aspect d'une couche de tissu musculaire.

Les causes du pannus sont nombreuses : kératite phlycténulaires répétées, conjonctivite granuleuse, trichiasis, entropion, ectropion, trachoma rétrotarsien, sérophthalmie.

Le pannus dû à *la conjonctivite granuleuse*, la cause la

plus fréquente, commence toujours par la partie supérieure de la cornée, si bien qu'on peut diagnostiquer les granulations en voyant un ou deux vaisseaux dans cette région.

Si on retourne en effet la paupière supérieure on trouve au niveau du cartilage tarse, surtout au voisinage de l'angle externe, une série de petits grains ressemblant à du *sagou*, du *tapioca cuit* ou du *frai de grenouille*.

La lésion cornéenne d'abord limitée, s'avance du même pas que les granulations qui l'ont déterminée. La néoplasie envahit successivement le cul-de-sac conjonctival, la région tarsienne du voile palpébral supérieur, à la paupière inférieure; c'est dans le cul-de-sac qu'on la voit tout d'abord apparaître. Plus tard, lorsque la cornée est devenue sarcomateuse les granulations s'implantent sur cette membrane elle-même, comme nous le verrons plus loin.

La kératite vasculaire causée par le *trichiasis* est toujours partielle et atteint rarement la gravité du pannus granuleux.

Le déplacement des cils qui prend le nom de districhiasis ou de tristichiasis suivant qu'il y a deux ou trois rangées de cils déviées, est dû le plus souvent à des inflammations chroniques de la paupière ou à des traumatismes suivis de brides cicatricielles. Tout trichiasis qui ne relève pas de ces deux causes peut être attribué soit à des tractions vicieuses exercées sur les bulbes pileux par l'orbiculaire des paupières (Warlomont et Testelin), soit à une anomalie dans le développement de certains bulbes qui à un certain moment croissent rapidement et suivant une direction irrégulière (Vidal de Cassis et Quadri).

L'entropion est le renversement en dedans du bord libre des paupières. A l'encontre des granulations, il est plus commun à la paupière inférieure qu'à la supérieure. Les conjonctivites répétées en sont une des causes les plus fréquentes.

Les granulations même après leur guérison exercent une influence fâcheuse sur la marche des pannus qu'elles ont créés d'une manière directe, en laissant à leur suite de l'*entropion*, du *xérosis*, du *blépharophimosis*. En effet, le trachome qui au début se compose en grande partie de cellules embryonnaires guérit par transformation fibreuse. De là, l'origine de ces cicatrices de la conjonctive qui, en se rétractant, raccourcissent la fente palpébrale, déforment les cartilages qui s'incurvent sur eux-mêmes, déterminent l'atrophie des glandes en grappe et des follicules de la conjonctive qui se dessèche et se transforme en tissu fibreux qui finit par envahir la cornée (xérophthalmie).

Enfin la dernière cause d'irritation de la cornée est l'*ectropion* qui peut être inflammatoire, paralytique, cicatriciel. Seulement nous ferons remarquer que le mécanisme de l'irritation dans l'ectropion est différent, le point de départ n'en est pas dans le frottement de la paupière, mais dans un défaut de protection de ce voile qui laisse l'œil exposé à l'action desséchante de l'air et au *traumatisme* des poussières atmosphériques.

Les symptômes fonctionnels qui accompagnent le pannus sont relativement bénins eu égard aux lésions graves de la cornée. Les malades éprouvent une sensation de gravier dans l'œil et une gêne dans les mouvements du globe oculaire. Il est rare que la photophobie et le larmoiement soient considérables. Mais si la douleur n'existe pas, si la gêne pour la lumière existe à peine, le symptôme constant, qui domine la scène, c'est la diminution de l'acuité visuelle, diminution progressive si l'on n'intervient pas et qui peut réduire le malade à la perception de la lumière quantitative.

Les auteurs divisent la marche des lésions au point de vue *anatomo-pathologique* en trois périodes.

Dans une première phase on observe les mêmes phénomènes que dans la kératite phlycténulaire. Il se produit sur les couches profondes de l'épithélium une migration de cellules rondes, de corpuscules lymphatiques. La membrane de Bowman et le tissu cornéen peuvent, lorsque l'irritation est intense, participer à l'inflammation.

A une seconde période des globules rouges traversent dans divers sens le tissu de la cornée, sans que l'on aperçoive des vaisseaux. Ce n'est que plus tard que le courant sanguin se régularise, qu'il se forme de véritables vaisseaux dont les réseaux sont superficiels et profonds.

Les premiers plus gros, plus apparents charrient le sang du centre de la cornée à la périphérie ; les anses vasculaires plus profondes sont plus fines, plus déliées et ont un courant centripète.

Dans une troisième période le tissu cornéen tout entier prend part à l'altération. L'épithélium, la membrane de Bowman sont érodés par places et détruits, les cellules épithéliales et les corpuscules étoilés sont en voie de prolifération.

« Alors la surface de la cornée est rugueuse, inégale, sillonnée de petites élevures correspondant au trajet des plus gros troncs vasculaires ; les couches de la membrane sont envahies par des opacités tantôt circonscrites, tantôt diffuses. Il n'est pas rare de voir dans l'interstice des vaisseaux des granulations analogues à celles de la conjonctive. Quelquefois le caractère du processus change ; il se forme des ulcérations aboutissant à des perforations plus ou moins étendues » (Abadie).

Les complications les plus fréquentes du pannus sont l'iritis et l'iridocyclite qui passent la plupart du temps inaperçues.

Dans le diagnostic on doit se préoccuper avant tout de la recherche de la cause étiologique et la traiter. C'est là en effet l'indication principale de la maladie.

Le massage ne pourrait qu'augmenter l'état grave de la cornée si on opérait à l'aide de paupières granuleuses ou dont les bords seraient retournés vers le globe oculaire.

Le meilleur traitement des granulations consiste dans des cautérisations faites avec un crayon de sulfate de cuivre ou de nitrate d'argent. Le sulfate de cuivre, s'il détermine au début du traitement une douleur assez vive avec spasme de l'orbiculaire, a l'avantage, que ne présente point le nitrate d'argent, de ne pas déterminer ce tatouage de la conjonctive, résultat des attouchements répétés de la pierre infernale.

Si le trichiasis est la cause du pannus on fera l'épilation ou l'on redressera les paupières à l'aide des sutures de Gaillard que nous avons vu donner d'excellents résultats dans les petites déviations.

Dans les cas plus graves on pourra avoir recours aux procédés de Arlt, d'Anagnostakis.....

Le traitement chirurgical de l'entropion comprend un grand nombre de procédés opératoires qui ont pour but de raccourcir les téguments, d'allonger la paupière, d'exciser le cartilage tarse ou le bord de la paupière, de s'opposer au spasme musculaire qui favorise l'entropion.

Il serait trop long aussi de passer en revue les divers moyens employés pour remédier à l'ectropion ; nous citerons ceux de W. Jones, de Dieffenbach, du professeur Richet. Nous avons vu quelquefois M. le professeur Panas avoir recours à un procédé qui a raccourci la paupière inférieure ou supérieure à l'angle externe et à élever ou abaisser le bord palpébral.

L'état cicatriciel de la conjonctive, la xérophthalmie ne peuvent être l'objet que d'un traitement palliatif indirect. On fait la cauthoplastie ou opération de Ammon. La combinaison de l'opération de Ammon et des sutures de Gaillard porte le nom de procédé de Pagenstecher.

Tels sont les moyens qu'il faudra employer avant de s'occuper de traiter la kératite par le massage.

Si l'on veut activer la thérapeutique on pourra avant de faire les frictions déposer sur la cornée un peu de pommade au précipité jaune que Pagensteher, avant d'avoir trouvé le massage, conseillait d'employer à haute dose (1 g. et plus pour 8 gr. d'axonge ou de glycérolé d'amidon).

Mais si dans le pannus ténuis et chez des sujets jeunes le massage donne de bons résultats, ce moyen thérapeutique, comme beaucoup d'autres, est bien peu efficace et ne suffit pas lorsque la cornée est trop vascularisée.

C'est alors que tous les chirurgiens conseillent et pratiquent la *peritomie*.

Il nous reste à signaler deux méthodes de traitement dont on s'est beaucoup occupé pendant ces dernières années : le traumatisme curatif du pannus et l'inoculation blennorhagique. M. le professeur Panas est le premier qui ait eu l'idée du traumatisme révulsif dans les opacités de la cornée. Les opérations le plus fréquemment pratiquées dans ce but sont la cauthoplastie et la strabotomie.

Quant à l'inoculation blennorrhagique, elle est en grand honneur en Belgique où cette méthode est née ; elle tend à s'imposer en Angleterre, en Allemagne et en Amérique.

L'inoculation, à propos de laquelle Warlomont s'écrie : « depuis vingt-cinq ans nous sommes le Pierre l'Ermite de cette croisade ; nous ne l'abandonnerons pas, car il ne se fait rien de mieux en ophthalmologie », a été expérimentée en France et avec succès par Brière, Panas etc.

En raison des dangers que peut occasionner ce moyen, nous croyons que son emploi doit être restreint à des indications précises : « les deux cornées doivent être malades ; la série des traitements ordinaires du pannus doit avoir été épuisée.

Observation VII (Damalix).

Le nommé B.., âgé de 56 ans, est atteint depuis longtemps de conjonctivite granuleuse avec pannus consécutif. Déjà tous les traitements ont été épuisés : cauthoplastie, péritomie, cautérisations, insufflations, etc.

Le 25 février, époque à laquelle on peut commencer le massage, voici l'état de ses yeux :

Œil gauche : cornée cutanée, laissant difficilement entrevoir la pupille. Chémosis charnu. Paupière et conjonctive à l'état de xérophtalmie.

$$V = \frac{0,25}{60}$$

Œil droit : Même aspect $V = \frac{0,50}{60}$

Le 26 février. — Les deux yeux, qui la veille étaient restés rouges pendant une heure après l'opération, avaient repris leur aspect primitif. Aucune douleur n'a suivi les frictions.

On recommence les frictions pendant cinq minutes sur chaque œil, sans gêne, sans douleur pour le malade.

5 mars. — Cornée s'éclaircit un peu. On distingue facilement l'orifice pupillaire. Chémosis charnu qui entourait la cornée est moins saillants.

Œil gauche $V = \frac{0,50}{60}$

Œil droit $V = \frac{0,25}{60}$

Jusqu'au 15 mars le massage est continué chaque matin avec les mêmes précautions et à cette date l'acuité visuelle se traduisait par

Œil gauche $V = \frac{0,50}{60}$

Œil droit $V = \frac{0.50}{36}$

Le 1er avril, les résultats restant les mêmes, on cesse le massage

Observation VIII (Damalix).

Oswald, soixante-deux ans, atteint de granulations avec pannus et état xérophtalmique de l'œil. Le malade distingue à peine la clarté du jour, juste suffisamment pour se conduire. Depuis le 20 février jusqu'au 15 mars le massage est régulièrement pratiqué sans fournir aucun résultat. Le 18 mars, en effet, le malade ne peut lire aucun des caractères de Snellen.

En somme voici deux observations qui semblent peu favorables à la médication par le massage ; mais il faut considérer aussi que nous nous sommes trouvé en présence de malades vieux et chez qui les désastres étaient portés à la dernière extrémité.

Observation IX (Damalix).

L'observation que l'on va lire est doublement intéressante car elle va nous montrer qu'on ne peut pas toujours sans inconvénient traiter par le massage d'une façon continue.

M. G..., atteint depuis de longues années d'ophthalmie granulaire avec kératite interstitielle consécutive et soumis déjà à toute sorte de traitements.

État des yeux le 23 février. — Œil gauche : Cornée opalescente dans toute sa totalité, permettant de distinguer incomplètement les contours de la pupille ; conjonctives ecchymotiques et comme charnues. Ne peut lire aucun caractère de Snellen.

Œil droit. — Même état de la cornée. Tache d'albugo avec une pointe de synechie irienne. Même chémérosis charnu. Pupille indisdincte.

Tarse fortement gaufré. Ne peut lire aucun caractère ; ne peut compter les doigts.

On pratique le massage.

1er mars. — Le malade se plaint de quelques douleurs de chatouillement dans les yeux. La vue est plus trouble que de coutume, dit-il, et il ne peut plus se conduire.

Les deux yeux sont un peu congestionnés. On cesse le massage et le lendemain les phénomènes inflammatoires de la veille ont disparu.

Le massage est pratiqué jusqu'au premier avril avec des reprises successives et à cette époque l'état de l'œil était le suivant :

Œil gauche. — Les paupières sont moins rouges mais l'état gaufré persiste toujours. La cornée est toujours opalescente, cependant on peut distinguer l'orifice pupillaire. Chémérosis persiste.

$$V = \frac{0.90}{6}$$

Œil droit. — Les caractères extérieurs de l'œil ne diffèrent pas de ceux du début et la vision est absolument nulle.

L'albugo n'a pas été modifié.

Voilà un malade chez qui les résultats ont été bien médiocres et qui présentait cette particularité : c'est l'obligation dans lequelle on se trouvait de cesser tout les quatre ou cinq jours les frictions du globe par suite des phénomènes réactionnels qu'elles entraînaient.

Observation X (Damalix).

N..., Jules, âgé de dix-huit ans, est atteint d'ophthalmie strumo-granuleuse avec kératite interstitielle.

Le 23 février, il est soumis au massage. A cette époque la cornée était très opaque et ne permettait que difficilement d'apercevoir la pupille. Les vaisseaux conjonctivaux sont très développés.

Le malade ne pouvait lire à une aucune distance. Le 15 mars, la vision se traduisait ainsi :

$$\text{OD } \frac{3\text{m}}{60} \quad \text{OG } \frac{0.50}{60}$$

Le 30 avril, on constate que la cornée est plus transparente, l'iris est moyennement dilaté, sans adhérence et enfin l'acuité visuelle se chiffre par

$$\text{OD } V = \frac{3\text{m}}{36}$$
$$\text{OG } \frac{0.80}{24}$$

Observation XI (Damalix).

C..., Julie, âgée de treize ans, est atteinte de conjonctivite granuleuse et de kératite vasculaire consécutive. Cette enfant à toujours eu mal aux yeux et offre tous les caractères d'un tempérament scrofuleux. Actuellement le 25 avril, les conjonctives sont recouvertes d'une épaisse couche de granulations.

Œil droit. — Cornée est opaque et vascularisée, la partie inférieure seule conserve un peu de transparence.

$$V = \frac{0.30}{60}$$

Œil gauche. — La cornée est opaque dans toute son étendue, de plus elle est saillante, globuleuse et très irrégulière.

L'acuité visuelle est nulle. Le malade ne peut distinguer aucun doigt de la main.

Traitement par le massage, iodure de potassium et huile de foie de morue.

4 juin. — D'importantes modifications sont survenues. L'œil droit présente encore un léger état granuleux. La cornée est nuageuse et ne présente plus l'opacification du début.

L'iris est normal est se contracte facilement.

$$V \frac{0.30}{12}$$

L'œil gauche offre un état granuleux plus caractérisé. La cornée présente une forme conique, elle est amincie mais transparente,

L'iris et largement dilaté.

$$V = \frac{0.30}{24}$$

28 *juin.* — L'état extérieur n'a pas changé.

$V = \frac{0.50}{12}$ pour l'œil droit.

$V = \frac{0.80}{24}$ pour l'œil gauche.

BLÉPHARITE GLANDULOCILIAIRE

Les auteurs ont décrit l'inflammation du bord libre des paupières sous différents noms suivant les divers points de vue auxquels ils se sont placés. Les uns l'ont appelée blépharite marginale pour la distinguer de la blépharite muqueuse de la région tarsienne ; les autres lui ont donné les dénominations de blépharite scrofuleuse ciliaire, glandulo-ciliaire pour en caractériser l'origine, les lésions portant uniquement sur les glandes ciliaires ou bien sur toutes les glandes dont le bord palpébral est si riche.

Nous avons choisi la désignation de blépharite glandulo-ciliaire parce que c'est celle qui est le plus généralement adoptée.

Les *premiers symptômes* de la blépharite relèvent plutôt de l'hyperémie que de l'inflammation. Le bord libre des paupières est rouge, tuméfié ; de grosses veines partent pour se diriger vers le bord adhérent. Les glandes ciliaires donnent en plus grande abondance un produit de sécrétion qui se ramasse à la base des cils et porte le nom de cire ou chassie. Les glandes de Meibomius participent presque toujours à ce travail morbide et leurs conduits excréteurs ont l'apparence de stries d'un rouge vif sur le fond hyperémié de la conjonctive tarsienne.

On remarque quelquefois une simple desquamation de l'épiderme qui tombe sous la forme de petites lamelles pulvérulentes (blépharite furfuracée ou pityriasis des paupières).

Les malades éprouvent des démangeaisons assez fortes et ont tous les matins le bord des paupières agglutiné par la matière hypersécrétée.

Dans une seconde période, l'inflammation de la blépharite s'accentue. La base des cils est embrassée par des croûtes jaunâtres qui les réunissent et les agglutinent en bouquets. Si on soulève ces croûtes, on trouve de petites ulcérations situées à l'orifice des glandes sébacées et des bulbes pileux. Bientôt toutes ces glandes s'indurent et forment tout autant de petits tubercules sur le bord de la paupière hypertrophiée (blépharite hypertrophique) ; on les voit se transformer en petites pustules semblables à des pustules d'acné, qui laissent suinter un liquide blanc jaunâtre. Les poils dont les points d'implantation sont souvent des ulcérations profondes, en forme de cupules, pour lesquelles ils jouent le rôle de corps étrangers, sont gênés dans leur nutrition et tombent.

Si la blépharite guérit, le tissu inodulaire qui remplace les ulcérations entraîne les cils dans un sens ou dans un autre, et peut parfois leur donner des positions vicieuses au point d'engendrer du trichiasis. Les glandes de Meibomius enflammées et engorgées deviennent le siège de concrétions dures qui irritent la conjonctive et la cornée.

La blépharite glandulo-ciliaire suit son cours sans occasionner de grandes douleurs aux malades ; aux démangeaisons que nous avons signalées au début viennent se joindre des cuissons et une sensation de graviers. Les phénomènes s'accentuent lorsqu'il y a des ulcérations profondes. Ce qu'il y a de plus ennuyeux et de plus douloureux pour le malade, c'est chaque matin de falloir décoller les cils agglutinés les uns avec les autres et faire tomber les croûtes dont chacune recouvre une ulcération.

Parmi les complications les plus fréquentes de la blépharite on trouve la dacryocystite et la conjonctivite chroniques. Cette dernière disparaît difficilement et il faut y prendre garde, car elle peut être le point de départ de nouveaux accidents de blépharite (1).

La blépharite est une affection grave qui peut se prolonger toute la vie et avoir des suites funestes, comme la perte de l'œil, etc.

Il faut commencer le *traitement* par l'excision des cils et cela pour plusieurs raisons ; nous avons vu que ces organes jouaient le rôle de corps étrangers au milieu des ulcérations ; cette petite opération empêche l'agglutinement des cils et facilite l'application des divers topiques et du massage.

Ce dernier mode de traitement n'a été employé par nous que dans la première période de la blépharite ciliaire alors qu'il n'existe pas encore d'ulcération sur le bord libre. Il a pour but de dégorger les glandes cilio-sébacées, d'empêcher la formation de ces croûtes qui ulcèrent leur orifice, et de diminuer la tuméfaction de la paupière en activant la circulation veineuse.

Lorsque les glandes sont ulcérées, le massage est

1. Cette maladie est commune chez les sujets lymphatiques et scrofuleux ; des causes occasionnelles peuvent parfois lui donner naissance, poussières, gaz, irritants, exposition journalière à un feu vif, anomalies de la réfraction et de l'accommodation.

douloureux ; les auteurs conseillent alors de badigeonner la crête palpébrale une fois par jour, au moyen d'un pinceau trempé dans une solution de nitrate d'argent.

Diverses pommades ont été préconisées, soit au début du traitement, soit à la fin lorsque la paupière n'est plus ulcérée : pommades au précipité rouge, au précipité jaune à l'oxyde de zinc.

On pourra les employer concurremment avec le massage.

S'il survient des complications on les traitera.

Observation XII (personnelle).

Chagnat Emile, garçon marchand de vin, âgé de 21 ans, est atteint de blépharite ciliaire depuis deux ans.

Il n'a jamais eu d'autre maladie.

20 juin. — Voici quel était son état le jour où il est venu à la clinique.

Bord libre des paupières du côté droit tuméfié, rougeâtre, vascularisé. Grosses veines partant du bord libre et se dirigeant vers le bord adhérent. A la base des cils croûtes jaunâtres.

Les paupières du côté gauche ont à peu près le même aspect ; en plus une petite ulcération vers l'extrémité externe du bord palpébral supérieur. Le matin il n'y a jamais d'agglutinement des paupières.

Tous les symptômes fonctionnels se réduisent à une sensation de chaleur et de graviers, surtout le soir.

$V = -1$ dioptrie, 25 pour l'œil droit.

$V = \frac{2}{7}$ pour l'œil gauche.

L'anomalie de la réfraction de l'œil droit et la diminution considérable de l'acuité visuelle de l'œil gauche, ont dû certainement exercer une grande influence sur le développement de la blépharite.

Comme traitement on coupe les cils et on prescrit des onctions avec une pommade à l'oxyde de plomb.

1 juillet. — Les paupières étant dans le même état on fait le massage avec de la vaséline.

3 juillet. — L'état du malade s'est amélioré. Le massage est bien supporté. Après chaque friction les paupières restent rouges, les veines un peu gonflées pendant une heure ou deux mais tout cela sans douleur.

10 juillet. — L'amélioration que nous avions constatée au début du traitement s'est maintenue ; il n'y a plus de croûtes à la base des cils.

13 juillet. — Le bord libre des paupières du côté droit n'est plus tuméfié et présente une coloration normale.

Celui des paupières du côté gauche, quoique amélioré, est toujours tuméfié et rouge.

19 juillet. — Les paupières de l'œil gauche ont repris un aspect normal.

Nous considérons le malade comme guéri.

CONCLUSIONS

Le massage de l'œil comme toute méthode thérapeutique est soumis à des indications et des contre-indications précises ; c'est ce que nous avons essayé de mettre en relief dans cette courte étude ; nous terminerons par quelques réflexions sur les faits que nous avons cités à l'appui de notre thèse.

Tous nos malades atteints de kératite interstitielle diffuse, de kératite phlycténulaire et de blépharite simple ont bénéficié largement de ce mode de traitement.

L'expérimentation n'a pas donné d'aussi heureux résultats, en ce qui regarde le pannus granuleux; mais qu'on réfléchisse aux altérations profondes que présentaient les yeux des granuleux dont nous avons rapporté l'observation, qu'on n'oublie pas que dans tous ces cas la série des médications ordinaires avait été épuisée et que le massage n'a été employé qu'en dernier ressort, et l'on ne sera pas étonné du peu de succès obtenu. De tous ces faits nous croyons pouvoir tirer les conclusions suivantes.

1° Le massage de l'œil est un bon procédé thérapeutique dans les kératites chroniques et la blépharite ciliaire.

2° Il rend des services d'autant plus grands que les lésions de la cornée et des paupières sont moins avancées et qu'on lui associe un traitement général convenable.

www.ingramcontent.com/pod-product-compliance
Ingram Content Group UK Ltd.
Pitfield, Milton Keynes, MK11 3LW, UK
UKHW020445230726
13925UKWH00004B/1807

9 782019 276676